José Luís Esquijarosa Menéndez
Judiet González Díaz
Nielsen Bonilla Hernández

Suscetibilidade e resistência antimicrobiana em bebés com infecções

José Luís Esquijarosa Menéndez
Judiet González Díaz
Nielsen Bonilla Hernández

Suscetibilidade e resistência antimicrobiana em bebés com infecções

Pediatria

Imprint

Any brand names and product names mentioned in this book are subject to trademark, brand or patent protection and are trademarks or registered trademarks of their respective holders. The use of brand names, product names, common names, trade names, product descriptions etc. even without a particular marking in this work is in no way to be construed to mean that such names may be regarded as unrestricted in respect of trademark and brand protection legislation and could thus be used by anyone.

Cover image: www.ingimage.com

This book is a translation from the original published under ISBN 978-620-2-16679-9.

Publisher:
Sciencia Scripts
is a trademark of
Dodo Books Indian Ocean Ltd. and OmniScriptum S.R.L publishing group

120 High Road, East Finchley, London, N2 9ED, United Kingdom
Str. Armeneasca 28/1, office 1, Chisinau MD-2012, Republic of Moldova, Europe
Printed at: see last page
ISBN: 978-620-7-88765-1

DEDICAÇÃO

Aos meus pais, obrigado pelo vosso exemplo, tanto a nível profissional como pessoal. Obrigado por me terem incutido os valores e as ferramentas que me permitiram chegar onde estou hoje.

Para as crianças, que são a nossa razão de ser.

AGRADECIMENTOS

Aos meus pais, pela sua disponibilidade, apoio em todos os momentos e pelo seu grande afeto e confiança.

À minha tutora de tese, Dra. Judiet González Díaz, e ao meu orientador, Dr. Nielsen Bonilla Hernández, porque, com os seus ensinamentos e paciência, me introduziram no mundo da investigação.

À minha família, aos meus amigos e a todas as pessoas que, direta ou indiretamente, sempre me deram o seu apoio.

Agradeço aos meus queridos professores e colegas, pois sem eles não teria conseguido progredir.

RESUMO

Um estudo descritivo, longitudinal e prospetivo foi realizado no Hospital Comandante Pinares em San Cristóbal, província de Artemisa, durante o período de maio de 2017 a maio de 2019, com o objetivo de determinar o comportamento da suscetibilidade antimicrobiana aos antimicrobianos de primeira escolha em bebês com infeção do trato urinário. As variáveis estudadas foram: faixas etárias, sexo, formas clínicas de apresentação, germes isolados, suscetibilidade antimicrobiana e alterações em exames complementares. O universo do estudo foi constituído por 127 lactentes internados na enfermaria de pediatria com diagnóstico de infeção do trato urinário, respeitando os critérios de inclusão e exclusão. Observamos que as cefalosporinas de 3ª geração apresentaram altos níveis de resistência, enquanto a Amicacina apresentou baixo nível e a maior sensibilidade foi demonstrada pela Nitrofurantoína. A infeção do trato urinário predominou no sexo feminino, exceto no grupo etário de 1-3 meses, onde predominou o sexo masculino, com a maior incidência também neste grupo etário. A Escherichia coli foi a causa mais frequente de infeção do trato urinário, predominando em ambos os sexos. As formas clínicas de apresentação mais frequentes foram a forma distrófica, seguida das formas febril e típica. Observou-se um predomínio de doentes com leucocitose e leucocitúria.

Palavras-chave: Infeção do trato urinário, bebés, suscetibilidade antimicrobiana.

ÍNDICE DE CONTEÚDOS

INTRODUÇÃO

A infeção do trato urinário (ITU) é uma patologia comum na infância e uma das causas mais comuns de consultas nos serviços de urgência pediátricos. As manifestações clínicas podem ser inespecíficas em bebés e crianças pequenas; no entanto, em crianças mais velhas, a sintomatologia é mais específica. É uma das infecções bacterianas não epidémicas mais comuns diagnosticadas em crianças em todo o mundo e é reconhecida como a terceira causa mais comum de infeção, a seguir às infecções respiratórias e diarreicas (1).

O diagnóstico exato e o tratamento adequado da ITU são especialmente importantes para evitar danos renais. Afecta mais frequentemente doentes do sexo feminino em todas as idades, com exceção dos primeiros 3 meses de vida, em que predomina no sexo masculino, geralmente associada a anomalias congénitas subjacentes do trato urinário. Cerca de 3-5% das mulheres e 1-2% dos homens têm pelo menos um episódio de infeção do trato urinário durante a infância. Vários estudos referem uma maior prevalência de ITU em asiáticos, seguida de crianças brancas e hispânicas e, finalmente, em afro-americanos (1, 2). (1, 2)

Alguns consideram-na uma doença social devido à sua incidência, duração e possíveis sequelas. É a causa mais frequente de febre sem foco em crianças com menos de três anos de idade e é a patologia nefrourológica mais frequente encontrada pelo pediatra dos cuidados primários. A prevalência da infeção do trato urinário nos doentes febris é de 2,5% nos rapazes e de 8,8% nas raparigas. É também uma causa parentérica de perturbações digestivas (diarreia e desidratação) ou de perturbações nutricionais crónicas (desnutrição em lactentes) (3, 4, 5). (3, 4, 5).

Com base em estudos prospectivos recentes, podemos afirmar que é a infeção bacteriana mais frequente no grupo etário pediátrico, com uma incidência preferencial durante o período de amamentação. Trata-se, portanto, de uma patologia que gera elevada morbilidade durante a fase aguda, com visitas repetidas ao pediatra, exigindo uma ou mais rondas de tratamento antibiótico e requerendo hospitalização em múltiplas ocasiões (3).

O seu tratamento inicial é frequentemente empírico, pelo que a escolha do antimicrobiano se baseia na epidemiologia e nos padrões de suscetibilidade locais. A introdução dos antibióticos na prática clínica foi uma das intervenções mais importantes para o controlo das doenças infecciosas. Os antibióticos salvaram milhões de vidas e também revolucionaram a medicina. No contexto hospitalar, são um grupo terapêutico altamente prescrito e a sua utilização incorrecta tem gerado grandes problemas de saúde. Neste sentido, a avaliação da qualidade da prescrição permite orientar gestores e profissionais para a utilização eficaz e segura destes fármacos e detetar áreas de melhoria, o que implica o conhecimento da prescrição do fármaco e a existência de um consenso para essa indicação. A avaliação da prescrição-indicação é a melhor forma de medir a utilização de medicamentos e é a mais aceite pelos profissionais. (6, 7)

A utilização desnecessária de antimicrobianos tem efeitos indesejáveis claros para o doente (erradicação da flora normal, aumento e seleção de estirpes resistentes) e para a comunidade (modificação dos padrões de suscetibilidade microbiana e despesas de saúde); pode também conduzir a um aumento da resistência bacteriana. A ecologia da resistência é um domínio bastante jovem e o verdadeiro "puzzle" da origem e evolução da resistência bacteriana está ainda a ser investigado. De acordo com dados da Organização Mundial de Saúde, este é um dos principais problemas de saúde a nível mundial (8, 9).

A era moderna da terapêutica antimicrobiana teve início em 1934 com a descrição de Dogmak da eficácia da primeira sulfonamida no tratamento de infecções estreptocócicas experimentais. A chamada "Idade de Ouro" dos antibióticos começou em 1941 com a produção em grande escala de penicilina e a sua utilização bem sucedida em ensaios clínicos, mas atualmente a sua utilização generalizada está a alimentar o aumento da resistência dos germes, criando uma necessidade crescente de novos medicamentos e tornando o tratamento mais dispendioso. A resistência das bactérias aos antibióticos é um problema de saúde mundial que está em constante evolução. (10)

De um ponto de vista prático, uma bactéria é sensível a um antibiótico quando o antibiótico é eficaz contra ela e se pode esperar que cure a infeção; por outro lado, é resistente quando o seu crescimento só pode ser inibido em concentrações superiores às que o medicamento pode atingir no local da infeção. O aparecimento e a propagação da resistência bacteriana é atualmente considerado um fenómeno crescente em todo o mundo e de grande complexidade (11).

São frequentemente registados novos mecanismos de resistência bacteriana aos antibióticos, tanto em bactérias gram-negativas como gram-positivas. A presença de resistência numa bactéria causadora de uma infeção diminui as hipóteses de cura clínica e de erradicação bacteriológica e aumenta os custos do tratamento, a morbilidade e a mortalidade; por conseguinte, é importante selecionar o tratamento adequado. A melhoria das decisões sobre a utilização de antimicrobianos exige, em última análise, orientações sobre as decisões de tratamento tomadas pelos doentes e pelos prestadores de cuidados de saúde (12, 13).

Recentemente, a OMS publicou a sua primeira lista de "agentes patogénicos prioritários" resistentes aos antibióticos, que inclui as doze famílias de bactérias mais perigosas para a saúde humana. A lista foi elaborada para tentar orientar e promover a investigação e o desenvolvimento de novos antibióticos como parte dos esforços para combater o problema global crescente. A lista destaca em particular a ameaça representada pelas bactérias gram-negativas resistentes a múltiplos antibióticos. Estas bactérias têm a capacidade inata de encontrar novas formas de resistir ao tratamento e podem transmitir material genético que permite que outras bactérias se tornem resistentes aos medicamentos. (14, 15)

Atualmente, a infeção do trato urinário é um problema mundial. A prevalência global na população pediátrica em Espanha foi estimada em 5%, com uma incidência anual de 3,1/1000 raparigas (0-14 anos) e 1,7/1000 rapazes (0-14 anos). No Chile, a taxa de incidência global é de 4,0/1.000 em crianças com menos de 15 anos de idade, sendo mais frequente no sexo masculino entre as crianças com menos de um ano de idade e predominantemente no sexo feminino entre as crianças mais velhas, à semelhança dos dados de outros países. (3, 4)

Durante o primeiro ano de vida, a taxa de incidência nos Estados Unidos é de 0,3-1,2 %, sendo mais frequente nos rapazes durante os primeiros três meses de vida, após esta idade predomina no sexo feminino; neste país, entre 2,4 e 2,8 % das crianças sofrem desta doença todos os anos; provoca mais de 1,1 milhões de consultas pediátricas e gera um custo, exclusivamente devido a internamentos hospitalares por pielonefrite aguda, de mais de 180 milhões de dólares anuais (3, 4).

Estudos de acompanhamento recentes realizados na Suécia numa coorte de 1221 crianças com ITU demonstraram que, 16-26 anos após a ITU, o risco de desenvolver DRC é muito baixo e limitado exclusivamente às crianças com cicatrizes renais em ambos os rins. O mesmo pode ser demonstrado para o desenvolvimento de hipertensão arterial (HBP), que estava presente em 9% das crianças que desenvolveram cicatrizes, em comparação com 6% das que sofreram exclusivamente de ITU. No México, numa série publicada por De la Cruz J. P. et al. de 100 crianças com ITUs demonstradas por punção suprapúbica da bexiga, foram encontrados factores predisponentes do trato urinário em 61 crianças, sendo o refluxo vesicoureteral o mais frequente (16).

Em Cuba, um estudo efectuado no Serviço de Nefrologia do Hospital "William Soler", em Havana, relatou uma incidência da doença de 1,4%; no entanto, não existem estudos de base populacional que demonstrem a incidência desta patologia no país. Num estudo realizado no "Centro de Referencia de Nefrología Pediátrica de Cuba", verificou-se que três variáveis estavam significativamente associadas ao desenvolvimento de cicatriz renal: refluxo vesicoureteral, recorrência de ITU e idade inferior a cinco anos (17).

FUNDAMENTAÇÃO DO PROBLEMA CIENTÍFICO

Um dos maiores problemas de saúde da atualidade está relacionado com a resistência aos antibióticos em vários grupos de bactérias, o que levou a Organização Mundial de Saúde (OMS) a pedir à comunidade científica que encontre soluções para travar este problema, que tem graves consequências para a população mundial. Até 2050, as infecções bacterianas causarão mais mortes por resistência aos antibióticos do que o cancro, tornando-se a principal causa de morte por doença no mundo. A sensibilidade antimicrobiana das bactérias causadoras de infecções é um processo de desenvolvimento dinâmico, que se altera ao longo do tempo e com a utilização frequente de antibióticos, a maioria dos quais é utilizada indiscriminadamente, quer por prescrição médica quer por automedicação. (18, 19, 20)A resistência bacteriana aos antibióticos está relacionada com o consumo de antibióticos, favorece a criação, adaptação e disseminação de mecanismos de resistência antimicrobiana cuja prevalência crescente torna essencial orientar racionalmente o tratamento empírico da infeção do trato urinário, que é uma prática comum e recomendada. A resistência dos agentes patogénicos aos antimicrobianos é um problema de extrema importância para a seleção do antibiótico de primeira linha ideal, apresentando variações e exigindo uma atualização constante, a vigilância microbiológica da sensibilidade antibiótica dos principais uropatógenos que afectam o nosso meio. Dada a importância da Escherichia coli no desenvolvimento das ITU e noutros órgãos e sistemas, e as graves complicações e sequelas que daí podem advir, é necessário realizar estudos mais extensos e contínuos sobre o comportamento da suscetibilidade aos antimicrobianos, bem como investigações que apliquem a biologia molecular para determinar os mecanismos de resistência (21).Se a tendência atual se mantiver, poderá conduzir a uma situação grave em que os antibióticos orais relativamente baratos e fáceis de administrar deixem de ter utilidade prática para os doentes jovens com ITU. O resultado seria uma maior dependência de medicamentos intravenosos muito mais dispendiosos. Considerando o elevado número de doentes que se apresentam nos nossos consultórios com sintomatologia do trato urinário e a grande maioria com recorrências apesar do tratamento com antibióticos, decidimos realizar o estudo para atualizar a prevalência da infeção do trato urinário em doentes jovens com ITU e a suscetibilidade aos antimicrobianos utilizados no tratamento empírico (22).

ENTRADA TEÓRICA

Contextualização do comportamento da sensibilidade e resistência antimicrobiana aos fármacos de eleição na infeção do trato urinário na região da província de Artemisa.

CONTRIBUTO PRÁTICO

Em cada instituição, serviço ou enfermaria, é necessário identificar os principais microrganismos causadores de processos infecciosos, bem como o seu padrão de resistência aos antimicrobianos. Esta atividade requer uma atualização constante, tornando-se assim um problema de investigação, abordado no estudo que dá origem a este relatório de investigação. O estudo da infeção do trato urinário é de constante motivação para os profissionais de saúde relacionados com estes doentes, com o objetivo de melhorar a qualidade dos cuidados prestados às crianças.

DEFINIÇÃO DO PROBLEMA CIENTÍFICO

Problema científico.

Qual é o comportamento da sensibilidade antimicrobiana e da resistência aos fármacos de primeira escolha nos lactentes com infeção do trato urinário internados no Serviço de Pediatria do Hospital "Comandante Pinares"?

OBJECTO DE INVESTIGAÇÃO CIENTÍFICA.

A determinação do comportamento da suscetibilidade antimicrobiana aos fármacos de primeira escolha em lactentes (29 dias de vida a 11 meses e 29 dias de vida) com infeção do trato urinário, atendidos no serviço de Pediatria do hospital "Comandante Pinares" em San Cristóbal de maio de 2017 a maio de 2019, incluindo grupos etários, sexo, formas clínicas de apresentação, germes isolados, suscetibilidade antimicrobiana e alterações nos exames complementares.

RAZÕES QUE JUSTIFICAM A PARTICIPAÇÃO DAS PARTES.

Em apoio à estratégia da Organização Mundial de Saúde para conter a resistência antimicrobiana, é da maior responsabilidade de todo o pessoal de saúde continuar a unir esforços com vista à aplicação de políticas terapêuticas antimicrobianas que sejam sempre apoiadas pelas melhores provas científicas. É também da responsabilidade de todos os que estão diretamente envolvidos na educação médica educar os futuros médicos, desde muito cedo, sobre a importância da prescrição e utilização adequadas de antimicrobianos, e incentivá-los a ensinar aos seus doentes a importância da utilização adequada de antimicrobianos e a necessidade de aderir aos tratamentos prescritos. Como recurso primário, o trabalho sobre a prevenção de doenças e o controlo de infecções deve continuar.

QUADRO TEÓRICO

Definição.

A infeção do trato urinário (ITU) define-se como a colonização, invasão e multiplicação no trato urinário de microrganismos patogénicos, especialmente bactérias que habitualmente provêm da região perineal e que superam os mecanismos de defesa do hospedeiro, produzindo uma reação inflamatória e alterações morfológicas e funcionais, com uma resposta clínica que afecta com maior ou menor frequência pessoas de um ou outro sexo e diferentes grupos populacionais. Do ponto de vista clínico, é difícil estabelecer um diagnóstico topográfico, principalmente nas crianças mais pequenas, porque os sintomas são muito inespecíficos. No entanto, a apresentação clínica pode ser definida de acordo com a localização, a evolução, o envolvimento estrutural e a recorrência. Operacionalmente, a infeção do trato urinário é definida como a coexistência de bacteriúria, leucocitúria e um número significativo de bactérias numa cultura de urina (23).

Mecanismos de defesa do trato urinário.

Com exceção da mucosa uretral, o trato urinário é geralmente resistente à colonização bacteriana devido à resposta do sistema inato no trato urinário. Há uma forte resposta pró-inflamatória, e a produção sistémica de interleucina 1□ e IL-6 pode levar à ativação da resposta de fase aguda e febre. A gravidade da infeção pode ser determinada pela concentração de IL-6 no soro e na urina, sendo os níveis mais elevados observados na pielonefrite e na bacteriémia. Por outro lado, a citocina quimiotáctica IL-8 é libertada na mucosa, atraindo polimorfonucleares (PMN), resultando em piúria, o que contribui para a erradicação da doença. A infeção estimula a expressão de CXCR1 e CXCR2 pelas células uroteliais; o primeiro é essencial para aumentar a migração de neutrófilos através das camadas de células infectadas in vitro. A urina é considerada um bom meio de cultura para a maioria das bactérias, embora tenha uma boa atividade antibacteriana (24).
As bactérias anaeróbias e outros microrganismos constituem a maioria da microbiota

uretral, que normalmente não se multiplicam na urina. Da mesma forma, valores extremos de osmolaridade, concentração elevada de ureia e níveis baixos de pH demonstraram inibir o crescimento de algumas das bactérias que causam ITU. O pH e a osmolaridade da urina de mulheres grávidas tendem a ser mais adequados para o crescimento bacteriano do que os de mulheres não grávidas. A presença de glucose torna a urina um melhor meio de cultura, enquanto a adição de líquido prostático à urina inibe o crescimento bacteriano. Além disso, foi demonstrado que a urina inibe as funções de migração, adesão, agregação e eliminação dos PMNs (24).

Epidemiologia.

A incidência e a prevalência reais das ITU variam consoante a idade, o sexo e os critérios de diagnóstico, bem como as características da população estudada. Estima-se que o risco cumulativo de ITU durante a infância seja de 3-5% para as raparigas e de cerca de 1% para os rapazes. No entanto, existe uma maior incidência de ITU em recém-nascidos e lactentes do sexo masculino com menos de um ano de idade, o que se deve a uma maior frequência de anomalias obstrutivas do trato urinário inferior identificadas neste grupo de doentes, tais como estenoses uretrais e válvula da uretra posterior. Após esta idade, ocorre mais frequentemente no sexo feminino devido a várias características que a favorecem: proximidade anatómica entre os genitais e o ânus, uretra curta e má técnica de higiene.

Designações: (5)

1- Pielonefrite: o parênquima renal e o sistema pielocalicinal são afectados.
2- Cistite: limitada à bexiga.
3- ITU complicada: alterações anatómicas ou funcionais ou doenças associadas.
4- Bacteriúria assintomática: presença de bactérias na cultura de urina sem sintomas clínicos.
5- ITU não complicada: infecções sem alterações estruturais e bom esvaziamento da bexiga.
6- ITU recorrente:
-Recaída: infeção pelo mesmo germe após o fim do tratamento.
-Reinfeção: reaparecimento de outro germe após o tratamento.

7- ITU persistente: persiste durante e após o tratamento.

Há 3 factores a considerar na infeção do trato urinário, que são os seguintes (25)

-Vias de infeção.

Factores de virulência: determinados pela capacidade da bactéria para colonizar o trato urinário, causar doenças e perpetuar-se. Estes factores foram atribuídos a diferentes estruturas e propriedades das bactérias.

-Mecanismos de defesa do hospedeiro: existem mecanismos que lutam para prevenir a ITU destruindo o germe. Quando os factores de virulência da bactéria ultrapassam os mecanismos de defesa do hospedeiro, ocorre a ITU.

Vias de infeção. Os microrganismos chegam ao rim por via canalicular ascendente e por via hematogénica. A maioria dos germes gram-negativos chega ao trato urinário pela via ascendente, após colonização da região perineal e do introito vaginal nas mulheres ou do saco subprepucial nos homens. A via hematogénica ocorre principalmente no recém-nascido, é a principal via nesta idade e é observada quando ocorre uma sépsis sistémica. Para que a infeção por via canicular ascendente ocorra, é necessário que os microrganismos se multipliquem em grande escala, o que lhes permite multiplicar-se:

-Colonizam a região vulvar ou o saco subprepucial.

-Ascende pela uretra, atinge a bexiga e multiplica-se.

-Resistir ao mecanismo de arrastamento exercido pela micção.

Factores de virulência. São atribuídos a diferentes propriedades das bactérias que favorecem estes factores:

-Presença de fímbrias (aderência):

• Fímbrias do tipo I.

• Fímbrias de tipo II ou P.

• Adesinas X, M e S.

-Produção de hemolisina, urease e colicina.

-Resistência à ação bactericida do soro.

-Sistema de aerobactina.

-antigénios O, K e H.

-Resistência bacteriana.

Resposta do anfitrião. Estes incluem:

– pH urinário: o pH ácido impede o crescimento bacteriano.

– Osmolaridade urinária: entre 350 e 1 200 estimula o crescimento bacteriano.

– Esvaziamento da bexiga: o esvaziamento correto evita a urina residual que seria um terreno fértil.

– Presença de mucina: a bexiga produz mucina que impede a aderência bacteriana.

– Proteína de Tamm Horsfall: liga-se às fímbrias de tipo I na bexiga e ambas são excretadas na urina.

– Secreção de imunoglobulinas: estas têm uma ação bactericida.

– Resposta inflamatória: libertação de interleucinas, fator de necrose tumoral (TNF), interferão, polimorfos nucleares, macrófagos, substâncias vasoactivas e radicais livres de oxigénio.

– Resposta imunitária: celular ou humoral.

Etiologia.

Como parte da etiologia desta entidade, é de notar que a maioria dos agentes patogénicos urinários fazem parte da microbiota intestinal normal e têm factores de virulência que lhes permitem colonizar o períneo nas mulheres e o prepúcio nos homens, e depois ascender à bexiga e ao rim (4). No período neonatal ou em circunstâncias específicas, a infeção pode ocorrer por via hematogénica e, noutras ocasiões, pode haver infeção por via linfática. A literatura descreve os principais agentes uropatogénicos da ITU como sendo Gram de origem intestinal. O microrganismo mais frequentemente encontrado é a Escherichia coli (86-90%), estando os restantes distribuídos principalmente entre Klebsiella spp, Proteus mirabilis, Enterobacter spp, Enterococcus spp e Pseudomonas spp, sendo estas últimas geralmente originárias de infecções nosocomiais em doentes imunocomprometidos, associadas a malformações congénitas do trato urinário e a instrumentação urológica, entre outros factores predisponentes. Outros microrganismos como leveduras, vírus, protozoários e parasitas causam ITUs com menor frequência (25).

Factores predisponentes.

A presença de factores anatómicos como as malformações, que causam estase e obstrução, também aumentam a predisposição para infecções, nomeadamente o refluxo vesicoureteral, a valvula uretral posterior e a sinéquia vulvar, cuja prevalência em pediatria é de 1,8%, ocorrendo frequentemente entre os 3 meses e os 6 anos de idade. A obstrução do fluxo urinário pode predispor ao drible pós-miccional, disúria e infeção do trato urinário (ITU). (26) Estes factores, por sua vez, classificam-se em orgânicos e funcionais (bexiga neurogénica). Factores predisponentes: (25)
–Má técnica de escovagem.
–Obstrução do trato urinário.
–Cálculos.
–Refluxo vesicoureteral.
–Anomalias congénitas da bexiga e da uretra.
–Anomalias neurológicas da bexiga.
–Traumatismo renal.
–A gravidez.
Entre os factores predisponentes, as técnicas de higiene tornam-se factores previsíveis: as raparigas não tomam banho.

Quadro clínico.
As manifestações clínicas são influenciadas pela idade, sexo, presença ou ausência de factores predisponentes, localização da infeção e intervalo da última infeção (4).
Recém-nascido: No recém-nascido, os sintomas são inespecíficos e indistinguíveis de outros sintomas de infeção noutros locais. Hipotermia, febre, cianose, sépsis generalizada, recusa de alimentos, convulsões, vómitos (26).
Infantil e de transição: o quadro clínico também é inespecífico, apresentando-se de diferentes formas: (4, 27)
-Distrófica ou caquética: o peso estacionário é o único sintoma.
-Síndrome febril agudo: febre sem foco, sem outros sintomas acompanhantes.
-Sepsis: com síndrome de resposta inflamatória sistémica.
-Bacteriúria assintomática: presença de bactérias numa amostra colhida sem apresentar quaisquer sintomas.

Tóxico-infecioso: confinado ao abcesso renal.

-Gastroentérica: presença de sintomas gastrointestinais de diarreia e vómitos, sendo estes últimos predominantes.

-Pseudomeníngea: caracterizada por abaulamento da fontanela e irritabilidade que pode ser confundida com sintomas meníngeos.

-Sintomatologia baixa. Disúria, polaciúria.

Criança mais velha: Nas crianças com mais de 2 anos, a maioria dos sintomas remete para o sistema urinário e para o abdómen, o que facilita o diagnóstico de suspeita. Quando estes sintomas estão presentes, acompanhados ou não de febre, recomenda-se um exame geral de urina. Os aspectos clínicos característicos da infeção do trato urinário são observados em função da localização anatómica. Nas infecções do trato urinário superior (pielonefrite), surgem febre, arrepios, disúria, lumbago, vómitos e dor abdominal. Quando a infeção do trato urinário se localiza ao nível da bexiga (infeção do trato urinário inferior), o quadro clínico consiste em disúria, polaciúria, urgência urinária, dor abdominal e, frequentemente, a urina tem um aspeto hematúrico, sendo a ausência de febre e de sintomas de envolvimento geral caraterística desta forma clínica. (25)

Diagnóstico.

É atualmente aceite que todas as ITU devem ser confirmadas por cultura de urina que, em termos microbiológicos, seria estabelecida pelo número de unidades formadoras de colónias por mililitro de urina (ufc/mL). Os valores aceites são uma contagem de colónias superior a 100 000 ufc/mL se a amostra for colhida por saco coletor ou a meio do jato numa criança sintomática, superior a 10 000 ufc/mL se for obtida por cateterização da bexiga ou qualquer contagem se a amostra de urina for colhida por punção da bexiga. Deve ser avaliada caso a caso e deve ser adoptada uma abordagem sistemática para cada caso pediátrico. Os três aspectos básicos a considerar são: (28)

–Avaliar os sintomas clínicos e a idade do doente: sintomas de ITU elevados ou baixos e idade superior ou inferior a 2-3 anos.

–Avaliar métodos biológicos simples de topografia das ITU: Proteína C-reactiva, ESR, leucócitos, etc.

–Avaliar o trato urinário através da realização de uma ecografia na fase aguda (no momento do diagnóstico). A ecografia renal e do trato urinário deve ser realizada em todas as crianças com um primeiro episódio de ITU, porque podem ser encontradas até 12% de anomalias morfológicas (29).

Dependendo dos resultados destas avaliações, o pediatra poderá classificar a infeção do trato urinário em cada caso específico como uma ITU com um risco baixo ou alto de lesão renal:

–Infeção do trato urinário de baixo risco: é quando a criança tem mais de 3 a 5 anos e tem uma ecografia normal. A sintomatologia clínica será do trato inferior (disúria, polaquiúria, etc.) e os sinais biológicos de localização serão normais.

–Infeção do trato urinário de alto risco: é quando a criança tem menos de 2-3 anos de idade, ou quando a ecografia é anormal independentemente da idade, ou quando a criança tem sintomas de ITU alta (febre, estado geral, dores nas costas, etc.) e/ou os sinais biológicos de localização são positivos.

Tratamento da criança com ITU de baixo risco e escolha do tratamento antibiótico:

Nas ITU de baixo risco, recomenda-se o tratamento com antibióticos orais durante um período de 7 dias. Os antibióticos recomendados incluem ampicilina-augmentina, nitrofurantoína, ácido nalidíxico e sulfametoxazol-trimetoprim. Em crianças >2 anos: As alternativas mais utilizadas são:

-Trimetoprim-sulfametoxazol na dose de 50 mg/kg/dia em 2 doses durante 7 a 10 dias.

-Ciprofloxacina na dose de 15 mg/kg/dia em 2 doses durante 7 a 10 dias.

-Cefalexina na dose de 50 mg/kg/dia em 3 doses durante 7 a 10 dias.

Em todos os casos, deve ser efectuada uma nova cultura 2 dias após o fim do tratamento. Outras alternativas de antibióticos são:

-Cefuroxime-axetil, 15-20 mg/kg/dia em 2 doses, durante 5 dias (especialmente indicado em doentes de risco como os uropatas, dada a elevada sensibilidade dos germes habituais, >90%).

-Cefixima 8 mg/kg/dia em 2 doses durante 5 dias.

-Cefaclor 30 mg/kg/dia em 3 doses durante 5 dias.

Em todos os casos, a eficácia do tratamento deve ser verificada através de uma nova cultura de urina três dias após o início do tratamento e uma cultura de urina três a quatro dias após o fim do tratamento. Se o resultado da cultura de urina for negativo, a criança pode ter alta. Se os resultados da cultura de urina forem positivos ou se a infeção reaparecer, a criança deve ser tratada como uma ITU de alto risco.

Gestão da criança com ITU de alto risco e escolha do tratamento:

O tratamento com antibióticos deve ser administrado o mais cedo possível, por via intravenosa, de preferência em ambiente hospitalar e por um período de 7 a 14 dias. Deve ser efectuada uma cultura de urina três e quinze dias após o início do tratamento com antibióticos e, após três a seis semanas, deve ser realizada uma CURM após uma cultura de urina negativa em casos de recorrência. Os antibióticos de eleição incluem aminoglicosídeos (amicacina), cefalosporinas de terceira geração (cefotaxima, ceftriaxona), etc. Nas ITU de alto risco, o doente será hospitalizado e será iniciada uma terapêutica antibiótica com ceftriaxona 100 mg/kg/dia em duas doses como tratamento de primeira linha. Tratamento subsequente: uma vez terminado o tratamento e verificada a cura, deve ser efectuado um exame (US renal e DMSA e cistografia, se for caso disso) e um acompanhamento em ambulatório nos seguintes casos: (30,31)

a.- Infeção de alto risco. b.- Idade inferior a 5 anos.

c.- Mais de duas UITs, mesmo que tenham sido vítimas.

d.- Casos suspeitos ou confirmados de uropatias obstrutivas

A profilaxia a longo prazo está indicada em doentes com risco de desenvolver cicatrizes renais, frequentemente causadas por refluxo vesicoureteral (RVU) e ITUs recorrentes. É utilizada para o refluxo até ao seu desaparecimento e para as ITU recorrentes durante 6 a 12 meses. Não devem ser utilizados antibióticos que provoquem resistência bacteriana no intestino. São utilizados numa dose única:

• Nitrofurantoína: 1-2 mg/kg/dia

-Cotrimoxazol: 10 mg/kg/dia

• Ácido nalidíxico: 15-20 mg/kg/dia

• Cefalexina:10 mg/kg/dia

*A quimioprofilaxia é utilizada às 21 horas.

Existem controvérsias no tratamento das ITU, devido ao risco de se encontrarem estirpes resistentes, à demora dos resultados laboratoriais e à necessidade de tratamento imediato por parte do doente. Apesar da ampla cobertura dos antibióticos existentes para o tratamento das ITU, por vezes os sintomas urinários não desaparecem devido a factores de risco ou, mais ainda, devido a um fenómeno crescente que preocupa a comunidade médica nacional e internacional, designado por resistência bacteriana. Mais de meio século após a descoberta dos antibióticos, as infecções e as doenças infecciosas continuam a ser a principal causa de morbilidade e mortalidade nos dias de hoje. O tratamento rápido com antimicrobianos pode significar a diferença entre a cura e a morte ou incapacidade crónica do doente infetado. (10,32)

A utilização desnecessária de antimicrobianos tem efeitos indesejáveis claros para o doente (erradicação da flora normal, aumento e seleção de estirpes resistentes) e para a comunidade (modificação dos padrões de suscetibilidade microbiana e custos dos cuidados de saúde), podendo conduzir a um aumento da resistência bacteriana. De acordo com os dados da Organização Mundial de Saúde, as bactérias demonstraram uma capacidade notável de desenvolver resistência, tendo-se tornado um problema importante a nível mundial (11,13, 33, 34). A América Latina apresenta as taxas mais elevadas de resistência antimicrobiana em comparação com algumas regiões dos Estados Unidos e da Europa, que apresentam taxas de resistência aos carbapenemes de 25%, exceto na Grécia, com 51%. Vários estudos indicam que a Pseudomonas aeruginosa representa o quarto microrganismo multirresistente mais comum isolado na unidade de cuidados intensivos, seguido da E. coli, S. aureus e Klebsiella pneumoniae. A resistência aos medicamentos ocorre quando os microrganismos, sejam eles bactérias, vírus, fungos ou parasitas, sofrem alterações que tornam ineficazes os medicamentos utilizados para curar as infecções por eles causadas. Os microrganismos que são resistentes à maioria dos antimicrobianos são conhecidos como ultra-resistentes (35, 36, 37, 38, 39).

A elevada resistência aos antimicrobianos acima descrita está provavelmente relacionada com a sua utilização frequente, a facilidade de aquisição, o baixo custo e o tempo de circulação na comunidade. No entanto, a investigação recente destaca a forma como o ADN de uma célula bacteriana no ambiente pode ser transferido de uma célula para outra através de um dos mecanismos de transferência de genes. Este facto, associado a estudos analíticos e a estudos filogenéticos atualmente em curso, permitiram compreender a evolução dos genes de resistência e apoiar o possível impacto que a utilização de antibióticos na agricultura e na engorda de animais pode também ter no fenómeno, práticas muito difundidas, fortemente debatidas e causa de múltiplas contradições à escala internacional. Além disso, uma vez que a E. coli faz parte da flora humana, os tratamentos antimicrobianos para infecções que não as do trato urinário - como as infecções respiratórias, cutâneas, intestinais e outras infecções em que esses antimicrobianos são utilizados - conduzem ao aparecimento de resistência deste microrganismo. Como é que isso acontece e que mecanismos estão envolvidos na resistência microbiana?

A resistência bacteriana pode ser natural ou intrínseca e adquirida, e deve ser analisada sob várias perspectivas (farmacocinética, farmacodinâmica, populacional, molecular e clínica). A resistência natural ou intrínseca é uma propriedade específica das bactérias, a sua ocorrência é anterior à utilização de antibióticos e tem a caraterística de ser inerente a uma determinada espécie. A aquisição de material genético por bactérias susceptíveis aos antimicrobianos pode ocorrer por troca de material genético de outras bactérias ou fagos (vírus que utilizam bactérias para o seu desenvolvimento e reprodução), através de mecanismos como: (40, 41)

1. Transformação: Transferência ou incorporação por uma bactéria de ADN extracelular livre a partir da lise de outras bactérias.

2. Transdução: Transferência de ADN cromossómico ou plasmídico de uma bactéria para outra por meio de um bacteriófago (vírus que infecta bactérias).

3. Transposão: Movimento de uma secção de ADN (transposão) que pode conter genes de resistência a diferentes antibióticos e outros genes de cassete ligados num kit para expressão de um determinado promotor.

4. Conjugação: Troca de material genético entre duas bactérias (dadora e recetora), através de um fio sexual ou do contacto físico entre as duas.

A utilização de agentes antimicrobianos também cria uma pressão selectiva para o aparecimento de estirpes resistentes (42).

As definições de resistência são classificadas de acordo com o número e a classe de antibióticos afectados. A resistência a múltiplos fármacos (MDR) é definida como a ausência de suscetibilidade a, pelo menos, um fármaco em três ou mais categorias de antibióticos; a resistência extensiva a fármacos (XDR) refere-se à ausência de suscetibilidade a, pelo menos, um agente em todas as categorias de antimicrobianos, exceto duas ou menos; e a resistência a todos os antimicrobianos é definida como a resistência a todas as categorias de antibióticos. (43)

Os mecanismos de resistência dependem do tipo de bactérias que os desenvolvem. As bactérias gram-positivas que mais frequentemente causam infecções nos seres humanos e que, por isso, desenvolveram mecanismos de resistência são, na sua maioria, estafilococos, estreptococos (incluindo pneumococos) e enterococos. Por outro lado, destacam-se os mecanismos de resistência das estirpes de

Streptococcus pneumoniae e dos estreptococos beta-hemolíticos e do grupo viridans. Entre os bacilos gram-negativos não fermentadores, as estirpes de Pseudomonas aeruginosa continuam a ser a principal causa de bacteriemia, embora as infecções por estirpes de Acinetobacter spp. estejam também a proliferar (44).

O aparecimento de microrganismos produtores de b-lactamases de espetro alargado (ESBL), capazes de inativar cefalosporinas potentes, tem suscitado grande preocupação devido às implicações clínicas e terapêuticas que têm, uma vez que são transmitidas por plasmídeos e podem, por conseguinte, propagar-se a muitos microrganismos, a propagação da resistência às cefalosporinas de espetro alargado limita ainda mais a utilização de b-lactâmicos e estimula a utilização de antibióticos mais dispendiosos e de espetro mais alargado; mas, além disso, estas estirpes resistentes podem não ser detectadas pelos procedimentos microbiológicos de rotina, conduzindo assim a falhas de tratamento frequentes e por vezes fatais. As ß-lactamases de espetro alargado são enzimas produzidas por bacilos Gram-negativos, principalmente enterobactérias como a Klebsiella pneumoniae e a Escherichia coli, mas também por microrganismos não fermentadores como a Pseudomonas aeruginosa e outros (45). Atualmente, a resistência microbiana existente, com germes multi-resistentes e ultra-resistentes, exige a melhoria e um melhor controlo das políticas antimicrobianas em cada instituição de saúde. A Política Antimicrobiana pode ser definida como: "Um conjunto de medidas que têm como principal objetivo adequar eficazmente a terapêutica antimicrobiana a cada doente, com um mínimo de complicações, evitar reacções adversas, controlar a possibilidade de desenvolvimento e disseminação de estirpes resistentes de microrganismos e reduzir ao máximo os custos hospitalares. É o conjunto de normas que regulam a utilização de antibióticos numa área ou instalação de cuidados de saúde. Trata-se de um processo contínuo de definição de critérios para a seleção adequada de antimicrobianos (42).

O Consenso Europeu sobre o Uso de Antibióticos recomenda: "Controlar o consumo de agentes antimicrobianos, instituir uma lista selectiva de antibióticos a utilizar nas directrizes de tratamento hospitalar e limitar a introdução de novos antibióticos sem determinados critérios de atividade, toxicidade, farmacocinética e custo" (46, 47). (46, 47) Desde 1996, Cuba é membro da Aliança para o Uso Prudente de Antibióticos (APUA), uma organização internacional composta por mais de 60 capítulos nacionais nos cinco continentes e com membros individuais de mais de 100 países. Esta organização foi criada como uma resposta profissional especializada para promover o uso adequado dos antimicrobianos, compreender os problemas decorrentes do uso destes compostos na sociedade e divulgar os princípios do seu uso racional nas comunidades afectadas por doenças infecciosas.(48)

AINIA (Espanha) está a investigar a aplicação de bacteriófagos como substitutos de antibióticos. Os bacteriófagos, também chamados fagos, são vírus que infectam bactérias e são capazes de matar as bactérias responsáveis por várias doenças, representando assim uma alternativa possível para resolver o problema da resistência aos antibióticos. Além disso, ao contrário dos antibióticos, os fagos afectam apenas a bactéria-alvo sem prejudicar quaisquer outras células, não tendo sido descritos quaisquer efeitos secundários na sua utilização (19).

OBJECTIVOS

Geral.

Determinar o comportamento da sensibilidade e resistência antimicrobiana aos fármacos de primeira escolha em lactentes com infeção do trato urinário, no Departamento de Pediatria do Hospital Geral "Comandante Pinares", durante o período de maio de 2017 a maio de 2019.

Específico.

1- Distribuir os doentes diagnosticados com ITU de acordo com a idade e o sexo.

2- Identificar os germes uropatogénicos mais frequentes em bebés no nosso meio em relação ao sexo.

3- Determinar a suscetibilidade dos microrganismos isolados à ceftriaxona e à amicacina.

4- Determinar a suscetibilidade dos microrganismos isolados aos medicamentos de segunda linha.

5- Identificar as formas clínicas de apresentação mais frequentes nos bebés do nosso meio.

6- Determinar quais os exames complementares mais alterados nos doentes estudados.

CONCEPÇÃO METODOLÓGICA

Tipo de estudo.

Foi realizado um estudo analítico, longitudinal e prospetivo no Departamento de Pediatria do Hospital Geral "Comandante Pinares", município de San Cristóbal, Artemisa, durante o período de maio de 2017 a maio de 2019.

Universo.

O universo do estudo foi constituído por 127 lactentes com idades compreendidas entre os 29 dias de nascimento e os 11 meses e 29 dias de idade, que deram entrada no Serviço de Pediatria do Hospital Geral "Comandante Pinares", no município de San Cristóbal, Artemisa, com o diagnóstico de infeção do trato urinário, que foram incluídos na totalidade no estudo, uma vez que cumpriam os critérios exigidos.

Critérios de inclusão.

-Pacientes com idade entre 29 dias e 11 meses e 29 dias admitidos com um diagnóstico presuntivo de ITU.

Com culturas de urina positivas: microrganismos isolados de amostras de urina colhidas por técnica de jato médio ou de micção espontânea com uma contagem superior a 100 000 ufc/mL, ou por técnica de cateterização da bexiga com uma contagem superior a 10 000 ufc/mL, ou por técnica de punção da bexiga com qualquer crescimento bacteriano.

- Que os pais deram o seu consentimento para participar na investigação. Critérios de exclusão.

-Doentes com menos de 29 dias de idade e com mais de 11 meses e 29 dias de idade.

-Culturas de urina negativas ou contaminadas de acordo com os critérios acima referidos.

-Aqueles cujos pais não concordaram em participar no estudo.

RECOLHA DE INFORMAÇÕES

Fontes de informação.

A informação necessária foi recolhida através de uma ficha de registo para cada doente (Anexo 2) com os dados obtidos a partir da revisão dos processos clínicos individuais, do livro de registo de urinoculturas positivas e dos resultados dos antibiogramas do laboratório de Microbiologia do Hospital "Comandante Pinares", que foram actualizados periodicamente, permitindo a uniformização da informação clínica. A informação obtida foi registada numa base de dados Microsoft Excel para verificação inicial e verificação da veracidade dos dados, evitando duplicações e erros, o que foi garantido pela dupla leitura dos dados por outros dois colaboradores da investigação.

Técnica de tratamento da informação.

A informação obtida foi registada numa base de dados Microsoft Access e foram elaboradas tabelas de distribuição de frequências e de contingência onde foram analisadas e interpretadas as frequências absolutas e relativas das variáveis qualitativas, bem como a técnica estatística do qui-quadrado (X^2), para as variáveis qualitativas e as médias, desvio padrão e teste t de Student para amostras independentes para as variáveis quantitativas com um nível de significância de a = 0,05. O relatório final, tabelas e gráficos foram redigidos utilizando o editor de texto Word for Windows 10.

OPERACIONALIZAÇÃO DAS VARIÁVEIS

A. Para responder ao objetivo 1, foram estudadas as seguintes variáveis

Variável	Tipo	Operacionalização		Indicador
		Escala	Descrição	
Grupos Grupos etários	Quantitativo Ordinal	29 dias - 3 meses 4- 6 meses 7 - 9 meses 10- 11 meses e 29 dias	O último mês de serviço deve ser incluído	Número e percenta gem
Sexo	Qualitativa Nominal Dicotómica	Feminino Masculino	De acordo com o sexo biológico	Número e percenta gem

B. Para responder ao objetivo 2, foram estudadas as seguintes variáveis

Variável	Tipo	Operacionalização		Indicador
		Escala	Descrição	
Germes isolados	Qualitativa Nominal Nominal Politómica	Escherichia coli. Klebsiella spp. Proteus spp. Enterobacter spp. Citrobacter freundii. Outros.	De acordo com os dados recolhidos no livro de registo das culturas de urina positivas. Bacilos Gram- negativos, sem espécies identificada s.	Número e percenta gem

C. Para atingir os objectivos 3 e 4, foram estudadas as seguintes variáveis

Variável	Tipo	Operacionalização		Indicador
		Escala	Descrição	
Suscetibilidad e antimicrobiana	Qualitativ a Nominal Dicotómic a	Sensível Resistente	De acordo com os dados recolhidos nos resultados do antibiogram a do laboratório do Microbiolog ia	Suscetibil idade antimicro biana

D. Para responder ao objetivo 5, foram estudadas as seguintes variáveis

Variável	Tipo	Operacionalização		Indicador
		Escala	Descrição	
Clínicas de apresentação de formulários	Qualitativ a Nominal Nominal Politómica	Típica Assintomática Assintomática Febril Distrófica Distrófica Metafémica Diarreica Anémica Icterica Pseudomeníng ea Tóxica Infecciosa	De acordo com os dados recolhidos nos registos médicos, através do entrevista com os pais ou encarregad os de educação	Número e percenta gem

F. Para responder ao objetivo 6, foram estudadas as seguintes variáveis:

Variável	Tipo	Operacionalização		Indicador
		Escala	Descrição	
		Anemia		
Alterações nos exames complementar es	Qualitativ a Nominal Nominal Politómic a	Leucocitose Velocidade de sedimentação de eritrócitos acelerada Leucocitúria Alterações ultra-sonográficas	De acordo com os dados recolhidos nos egistos médicos, através do entrevista com os pais ou encarregad os de educação	Número e percenta gem

CONSIDERAÇÕES BIOÉTICAS

Com base na aplicação dos princípios da bioética, foram postos em prática os princípios da beneficência e da não maleficência, uma vez que a investigação não apresenta riscos e a informação pode ser utilizada numa fase posterior para reverter os aspetos negativos. Durante a recolha de informação não houve privilégios, respeitando o princípio da justiça, e tendo em conta o cumprimento dos princípios estipulados no Código de Nuremberga (1947) e na Declaração de Helsínquia (2013), solicitámos o consentimento informado explícito (Anexo 1) aos doentes, depois de os termos informado corretamente sobre o quê, porquê e para quê estamos a fazer o estudo.

ANÁLISE E DISCUSSÃO DOS RESULTADOS

Tabela I: Lactentes com infeção do trato urinário. Distribuição segundo a idade e o sexo. Hospital Geral de Ensino "Comandante Pinares". San Cristóbal. 2017- 2019.

MASCULINO FEMININO TOTAL Grupos etários

	Não.	%	Não.	%	Não.	%
1 - 3 meses	26	20.5	25	19.7	51	40.2
4- 6	14	11.0	30	23.6	44	34.6
7 - 9	9	7.1	14	11.0	23	18.1
10- 11 meses e 29 dias	2	1.6	7	5.5	9	7.1
TOTAL	51	40.2	76	59.8	127	100.0
Media e Ds	4,2 ± 2,7		5,1 ± 2,8			

t = 1,8012p =0,0741

Fonte: Registos médicos.

A Tabela I mostra que houve um predomínio do sexo feminino com 59,8 % sobre o sexo masculino com 40,2 % numa proporção de 3:2, exceto na faixa etária entre 1 e 3 meses de idade, onde o sexo masculino predominou com um total de 26 casos (20,5%) enquanto o sexo feminino foi representado por 25 (19,7%), também nesta faixa etária houve uma maior incidência de infeção do trato urinário com um total de 51 casos para 40,2 %. Estes resultados são consistentes com os encontrados numa extensa revisão da literatura mundial e nacional. A maior prevalência no sexo feminino implica um maior risco de ITU nas raparigas, devido à proximidade da zona perianal ao meato urinário, à brevidade da uretra e às más técnicas de higiene. A maior incidência de ITU em recém-nascidos (1-4%) e lactentes do sexo masculino nos primeiros 3 meses deve-se à maior prevalência de anomalias obstrutivas do trato urinário inferior, particularmente identificadas neste grupo etário. (49-52) Em relação à idade e sexo, um estudo realizado em Madrid em 2010 verificou que nos primeiros 3 meses de vida a infeção é mais frequente no sexo masculino. Um estudo realizado no Hospital de San José, na cidade de Bogotá, durante o período de outubro de 2015 a julho de 2016, mostrou uma maior prevalência em meninas, sendo mais frequente em meninos nos primeiros 6 meses de vida, e depois predominando em mulheres, com uma proporção de 10 para 1. No Hospital

Universitário da cidade de Guayaquil, no período de junho de 2014 a junho de 2015, em relação ao sexo, houve uma maior presença de infeção do trato urinário em meninas (3, 53, 54). O Laboratório da Secretaria Nacional dos Direitos Humanos das Pessoas com Deficiência "Fernando de la Mora", no Paraguai, relata que das amostras estudadas, 10/21 (48%) foram positivas em meninos e 11/21 (52%) em meninas. Resultados diferentes são relatados numa publicação da Ata Pediátrica do México em janeiro de 2018, onde no primeiro ano de vida foi mais frequente em rapazes (3,7%) do que em raparigas (2%). (55, 56)

Uma investigação realizada em doentes tratados no Hospital "General Milanés" com um diagnóstico presuntivo de sépsis urinária, pertencente à área de Bayamo durante 1999, mostrou uma diferença por meses de idade em ambos os sexos, com a urossepsia a predominar nos rapazes até aos 4 meses e após 5 meses - 1 ano nas raparigas (62% e 54,5%, respetivamente). Este resultado é consistente com um estudo do Hospital Pediátrico de Guantánamo em 2007 (1).

No laboratório de microbiologia do Hospital Pediátrico "Juan Manuel Márquez" Hospital Pediátrico, entre 1 de janeiro e 31 de dezembro de 2010, das 579 amostras positivas de cultura de urina, 420 (72,5 %) eram do sexo feminino e 159 (27,5 %) do sexo masculino. Um estudo realizado no município de Banes, Holguín, de novembro de 2012 a outubro de 2013, mostrou uma predominância do sexo feminino (90 %) (21, 57). Resultados semelhantes foram obtidos no Laboratório Provincial de Microbiologia de Mayabeque, no município de San José de las Lajas, no período entre maio e dezembro de 2012, onde 74,41 % de todas as culturas de urina positivas eram do sexo feminino, com uma proporção de 3:1, ou seja, para cada 4 mulheres com culturas de urina positivas, havia um homem com uma cultura de urina positiva. (58) Noutro estudo realizado no Hospital Pediátrico Docente "Pedro Agustín Pérez" de Guantánamo, de janeiro a dezembro de 2013, dos 384 pacientes estudados, mais de dois terços pertenciam ao primeiro grupo (maiores de 29 dias até aos 6 meses) com 267 bebés para 69,5 % e apenas 117 pertenciam ao grupo etário dos 6 meses e 1 dia até aos 11 meses e 29 dias para 30,5 %. Em ambos os grupos, o sexo feminino foi predominante, com 192 casos (50%) no primeiro grupo etário e 83 casos (21,6%) no segundo grupo (59).

Tabela II: Germes isolados de culturas de urina. Distribuição dos uropatógenos identificados de acordo com o sexo. Hospital Geral de Ensino "Comandante Pinares". San Cristóbal. 2017- 2019.

Germs	Male		Female		Total	
	No.	%	No.	%	No.	%
Escherichia coli	21	16.5	39	30.7	60	47.2
Klebsiella spp.	3	2.4	5	3.9	8	6.3
Proteus spp.	10	7.9	7	5.5	17	13.4
Enterobacter spp.	8	6.3	10	7.9	18	14.2
Cytobacter freundii	3	2.4	6	4.7	9	7.1
Other	6	4.7	9	7.1	15	11.8
Total	51	40.2	76	59.8	127	
	100.0					

$X^2 = 3,4646$ $p = 0,6287$

Fonte: Livro de registo de culturas de urina. Laboratório de Microbiologia. Hospital Geral

Docente "Comandante Pinares".

A Tabela II mostra que, tal como na maioria das investigações de ITU, no nosso estudo a Escherichia coli é reconhecida como o microrganismo que mais frequentemente constituiu a causa de infeção do trato urinário, com uma percentagem de isolamento de 47,2%, predominando em ambos os sexos.2A coli foi o microrganismo que mais frequentemente constituiu a causa de infeção do trato urinário, com uma percentagem de isolamento de 47,2%, predominando em ambos os sexos, seguida do Enterobacter spp. (14,2%) e do Proteus spp. (13,4%), que triplicou a sua apresentação; estes resultados são semelhantes aos publicados por autores nacionais e internacionais de estudos sobre a prevalência de microrganismos bacterianos em culturas de urina realizadas em crianças. Em geral, os germes isolados predominaram no sexo feminino, com exceção do Proteus, que foi isolado em 10 doentes do sexo masculino e 7 do sexo feminino. O Proteus é o segundo bacilo gram-negativo mais móvel na flora fecal, encontrado em 30% das ITUs masculinas e colonizando muito frequentemente o prepúcio. Este resultado era de esperar, tendo em conta que, a nível internacional, a E. coli é o uropatógeno por excelência, tanto nas infecções comunitárias como nas infecções nosocomiais. (4,

26) Este facto é explicado por duas teorias que surgiram e foram desenvolvidas nos anos 60: a teoria da "Prevalência" e a teoria da "Patogenicidade Especial". A primeira teoria afirma que o microrganismo mais abundante na microbiota intestinal será aquele com maior frequência na microbiota intestinal. A segunda hipótese é que apenas um grupo selecionado de estirpes com factores de virulência causa infeção. No caso da E. coli, este é o principal agente encontrado na microbiota intestinal, tendo sido demonstrado que apresenta vários factores de virulência, tais como adesinas, antigénios K1 e a-hemolisina, entre outros. Ao revisar a literatura médica sobre o assunto, autores como Goldraich NP et al. e Ronald A., em 2002, têm apontado a ampla etiologia bacteriana da ITU em crianças. Numa investigação levada a cabo no laboratório de microbiologia pertencente ao Centro Municipal de Higiene e Epidemiologia, em Güines, no período de 2003 a 2004, mostrou que mais de 95 % das ITU "não complicadas" eram causadas por bacilos gram-negativos e entre eles enterobactérias, das quais a Escherichia coli era a mais frequente. No estudo do laboratório de Microbiologia do Hospital Universitário Provincial Amalia Simoni, na cidade de Camagüey, entre janeiro de 2008 e dezembro de 2014, prevaleceram as bactérias gram-negativas (92,47 %), lideradas pela Escherichia coli, seguidas da Citrobacter freundii e da Pantoea agglomerans, que quadruplicaram de apresentação (60,61).Também no Hospital Pediátrico "Juan Manuel Márquez" Hospital Pediátrico no período de 1 de janeiro a 31 de dezembro de 2010, a E. coli foi o micro-organismo predominante nos registos de cultura de urina em ambos os sexos. Os outros microrganismos mais frequentemente encontrados foram Klebsiella spp, Proteus spp e Serratia spp, sendo esta última uma bactéria de importância crescente de acordo com a literatura internacional, que causa infeção do trato urinário de origem nosocomial em crianças com instrumentação do trato urinário; estas percentagens de isolamento são semelhantes às relatadas noutras investigações nacionais (1, 21, 49, 59, 62, 63).Os nossos resultados são semelhantes aos de um estudo realizado no Hospital Universitario Central de Asturias (Oviedo, Astúrias) entre janeiro de 2009 e dezembro de 2013 numa população pediátrica com menos de 14 anos de idade, que relatou que 81,4% dos isolados correspondiam a três germes: Escherichia coli, Enterococcus ssp. e Proteus mirabilis, sendo o primeiro o microrganismo mais frequentemente isolado (58,9% do total de culturas de urina positivas). Enterococcus ssp. e P. mirabilis seguiram-se a E. coli em frequência, com 11,6% e 10,9%, respetivamente, do total de isolados. Outros microrganismos menos frequentemente isolados foram Klebsiella

pneumoniae, Pseudomonas aeruginosa e Klebsiella oxytoca com 3,4%, 2,6% e 2,9%, respetivamente, do total de isolados. 1,3% dos casos, respetivamente, semelhante a dados publicados em outros estudos (64, 65, 66, 67). No Hospital Universitário da cidade de Guayaquil, no período de junho de 2014 a junho de 2015, as culturas foram positivas para 3 principais agentes causadores, com E. coli encabeçando a lista com 24 casos, equivalente a 86%, Proteus Mirabilis com 3 casos, equivalente a 11%, e Klebsiella 3% com 1 caso. O Laboratório da Secretaria Nacional dos Direitos Humanos das Pessoas com Deficiência "Fernando de la Mora", Paraguai, relata que o germe mais frequentemente isolado no seu estudo foi a E. coli, 11/21 (52%), o que se correlaciona com outros estudos efectuados por López Genaro et al (54, 55, 68).

Tabela III: Suscetibilidade antimicrobiana. Distribuição dos fármacos analisados de acordo com os padrões de sensibilidade e resistência. Hospital Geral de Ensino "Comandante Pinares". San Cristóbal. 2017- 2019.

Antibiótico	Sensibilidade		Resistência		Total n=127	
	Não.	%	Não.	%	Não.	%
Ceftriaxona	1915	.0	10885	.0	127	100.0
Amicacina	9272	.4	3527	.6	127	100.0
Cefotaxima	3225	.2	9574	.8	127	100.0
Ciprofloxacina	6954	.3	5845	.7	127	100.0
Cotrimoxazol	6752	.8	6047	.2	127	100.0
Ácido nalidíxico	6551	.2	6248	.8	127	100.0
Nitrofurantoína	10078	.7	2721	.3	127	100.0
Cefalexina	5240	.9	7559	.1	127	100.0
Amoxicilina	1713	.4	11086	.6	127	100.0

Fonte: Livro de registo de culturas de urina. Laboratório de Microbiologia. Hospital Geral

Docente "Comandante Pinares".

A infeção do trato urinário é frequente em pediatria e, uma vez feito o diagnóstico, deve ser iniciado o tratamento empírico, que será reavaliado quando se obtiverem os resultados da cultura e do antibiograma ou, na sua ausência, de acordo com a resposta clínica. No entanto, é aconselhável, de tempos a tempos, avaliar a sensibilidade das bactérias causadoras desta doença, uma vez que é conhecida a sua capacidade de desenvolver resistência aos antibióticos utilizados, daí a importância deste estudo. Recentemente, foi identificado em E. coli um novo plasmídeo, a s metalo-b-lactamases de Nova Deli (NDM-1), e a s estirpes de E. coli que produzem estas enzimas são resistentes a muitos grupos de antibióticos, incluindo fluoroquinolonas, aminoglicosídeos, b-lactâmicos e até carbapenémicos (10). [ra]A Tabela III analisa os níveis de sensibilidade e resistência identificados nos uropatogénios isolados no nosso estudo, relativamente aos antimicrobianos mais utilizados no tratamento das infecções do trato urinário, dando especial atenção às Cefalosporinas de 3ª geração (principalmente Ceftriaxona) e aos Aminoglicosídeos (Amicacina), os fármacos de primeira escolha protocolizados no tratamento das ITU de alto risco, grupo que inclui os doentes seleccionados para este estudo.

Os níveis mais elevados de resistência foram observados para a amoxicilina com 86,6%, seguida das cefalosporinas de 3 geração[ra] , ceftriaxona e cefotaxima com 85,0% e 74,8%, respetivamente. A resistência a estas cefalosporinas pode dever-se à presença de beta-lactamases de espetro alargado (ESBL). Este facto leva à necessidade de incluir métodos fenotípicos para detetar a sua presença em estudos de suscetibilidade antimicrobiana realizados em hospitais. Estudos semelhantes revistos mostram que a incidência de beta-lactamases de espetro alargado está a aumentar e que as infecções causadas por microrganismos produtores de ESBL são resistentes a todas as penicilinas e também às cefalosporinas de terceira e quarta geração, o que limita as opções terapêuticas (1).

A amicacina, por outro lado, apresentou um baixo nível de resistência com 27,6%. Acreditamos que esse resultado se deve ao baixo uso dessa droga, pois apesar de ser uma droga de 1ra linha de tratamento, seu uso é controverso e limitado devido às suas conhecidas propriedades nefrotóxicas e ototóxicas. O mecanismo mais importante de resistência aos aminoglicosídeos continua a ser a inativação enzimática (22).

A nitrofurantoína apresentou o maior nível de sensibilidade com 78,7%. Acreditamos que tal se deve à baixa indicação deste fármaco, devido às frequentes reacções adversas gastrointestinais que provoca, e ao facto de os protocolos de tratamento das ITU começarem sempre com fármacos parenterais. Além disso, este fármaco é recomendado para terapêutica oral em ambulatório em infecções baixas, mas não em infecções altas, devido à sua baixa concentração no plasma e no tecido renal.Os padrões médios de sensibilidade mostraram os antibióticos: Ciprofloxacina (54,3%), Cotrimoxazol (52,8%), Ácido Nalidíxico (51,2%) e Cefalexina (40,9%). Nos últimos anos, vários estudos demonstraram uma diminuição da sensibilidade da E. coli à ciprofloxacina, sugerindo-se que a resistência pode dever-se a mutações cromossómicas e a genes plasmídicos que codificam enzimas modificadoras das quinolonas, que não são frequentemente utilizadas em crianças, mas que são amplamente utilizadas na terapêutica empírica de infecções do trato urinário em adultos e que, na prática, melhoram. Este comportamento de resistência tornou-se um problema de saúde de difícil gestão, uma vez que não existem outros antibióticos de uso comunitário que permitam a prescrição empírica como é habitualmente aplicada, o que atribuímos ao uso frequente destes fármacos sem uma monitorização periódica dos padrões de sensibilidade e resistência que permita a rotação com protocolos em cada região.Muitos estudos sobre o tema foram realizados em Cuba e em todo o mundo, na maioria deles encontramos semelhanças com os nossos resultados, outros discordam, especialmente em relação à Ceftriaxona, pois observamos que os estudos mais antigos mostram níveis muito baixos de resistência, enquanto os mais recentes, incluindo o nosso, descrevem padrões elevados, dos quais podemos deduzir que houve um aumento progressivo da resistência bacteriana a este medicamento, o que foi favorecido pelo uso e abuso do medicamento.

Nos países industrializados, verificou-se que 53% dos casos de ITU pediátricas eram resistentes à amoxicilina, um dos antibióticos mais frequentemente prescritos nos cuidados primários. Quase um quarto dos jovens doentes nos países industrializados eram resistentes ao antibiótico Cotrimoxazole. Entre as crianças dos países em desenvolvimento, a resistência era ainda mais elevada. Cerca de 80% dos casos de ITU pediátrica nos países mais pobres eram resistentes à amoxicilina. Mais de um quarto eram resistentes à Ciprofloxacina (Cipro) e 17% à Nitrofurantoína (Macrobid). (22)

No laboratório de microbiologia pertencente ao Centro Municipal de Higiene e Epidemiologia, em Güines, no período de 2003 a 2004, as estirpes apresentaram níveis de sensibilidade superiores a 90 % para a amicacina e entre 85 % e 90 % para a ceftriaxona. Foram encontrados resultados semelhantes em estudos efectuados em laboratórios de microbiologia em Havana (1, 52, 61, 69).No Laboratório Provincial de Microbiologia de Mayabeque, no município de San José de las Lajas, no período entre maio e dezembro de 2012, em termos de suscetibilidade antimicrobiana, observou-se que das 86 estirpes de Escherichia coli contra os 12 medicamentos antimicrobianos, foram encontrados níveis elevados de sensibilidade para o anti-sético urinário Nitrofurantoína, com 90,6 %, a Ceftriaxona mostrou uma sensibilidade inferior a 50 %. No entanto, o Sulfaprim, o ácido nalidíxico e a ampicilina foram os fármacos que apresentaram a menor sensibilidade às estirpes de Escherichia coli, resultados que coincidem com estudos realizados em Holguín e Las Tunas (8,21, 58). Resultados semelhantes foram encontrados em investigações em crianças realizadas por Schito GC et al. 2003 em Itália, por Graninger W et al. 2003 na Áustria, Anderson GG et al. 2004 e por Talan DA et al. 2004 nos Estados Unidos. No entanto, os resultados destas investigações discordam dos resultados de um projeto de vigilância da suscetibilidade antimicrobiana de estirpes de Escherichia coli realizado na Europa (Pan-European ECOSENS), que encontrou baixos níveis de resistência à ampicilina e ao trimetoprim-sulfametoxazol. (60)Segundo o Special Journal of Chemotherapy 2015, num estudo realizado entre 1 de janeiro de 2011 e 31 de dezembro de 2013, foram estudadas estirpes de Escherichia coli isoladas de culturas de urina de doentes dos cuidados primários do sector de Barbastro, globalmente, verificou-se um aumento da resistência dos isolados de Escherichia coli a todos os antimicrobianos estudados. No entanto, a resistência manteve-se abaixo dos 4% para a nitrofurantoína e abaixo dos 10% para as cefalosporinas de segunda e terceira geração. Os níveis mais elevados de resistência (acima de 30%) foram encontrados em antibióticos administrados por via oral frequentemente indicados para infecções do trato urinário não complicadas: sulfametoxazol trimetoprim, ciprofloxacina e ampicilina, em concordância com outros estudos internacionais (65, 67, 70, 71, 72). (65, 67, 70, 71, 72).

A investigação levada a cabo pelo Laboratório da Secretaria Nacional dos Direitos Humanos das Pessoas com Deficiência "Fernando de la Mora", no Paraguai, relativamente aos padrões de resistência da E. coli, mostrou que todas as estirpes eram resistentes à ampicilina 11/11 (100%), no entanto, para a nitrofurantoína a sensibilidade era de 100% e para a ciprofloxacina 73%. (55)

Tabela IV: Lactentes com infeção do trato urinário. Distribuição segundo as formas clínicas de apresentação. Hospital Geral de Ensino "Comandante Pinares". San Cristóbal. 2017- 2019.

Formas clínicas de apresentação N.º %

	N.º	%
Típico	27	21.3
Assintomático	3	2.4
Febre	28	22.0
Distrofia	36	28.3
Embaçamento	8	6.3
Diarreia	20	15.7
Anémico	1	0.8
Itérico	2	1.6
Pseudomeníngeo	2	1.6
Tóxicos infecciosos	-	-
Total	127	100.0
Fonte: Registos médicos.		

A Tabela IV analisa as formas clínicas de apresentação das infecções do trato urinário nas crianças estudadas, onde corroboramos a forma distrófica como a mais freqüente com um total de 36 casos, para 28,3%, seguida das formas febril e típica, com 22,0% e 21,3% respetivamente. A literatura sobre infecções do trato urinário descreve que os sintomas mais comumente identificados na admissão são febre, diarréia, esforço, choro ao urinar, ganho de peso insuficiente, recusa alimentar, irritabilidade, vômitos e iterícia, o q u e explica que os lactentes apresentam formas atípicas, sendo necessário um diagnóstico precoce para evitar complicações futuras (26).

Ao analisar as formas clínicas de apresentação em pacientes com um diagnóstico presuntivo de sépsis urinária, no Hospital "General Milanés," de Bayamo, durante 1999, a febre febril aguda foi observada como a mais frequente com 38,7%, seguida de febre gastroentérica com 37,1%. Resultados semelhantes foram obtidos no Hospital Pediátrico "Pedro Agustín Pérez", em Guantánamo, de janeiro a dezembro de 2013, onde o principal motivo de admissão foi a febre, com 222 casos, ou seja, 58%, seguida de diarreia, com 112 casos, ou seja, 29,4%, e depois de sintomas urinários inferiores, como expetoração e sintomas de incontinência urinária. disúrico

com 34 para 8,8% e ganho de peso insuficiente ou peso estacionário com 8,8%.(57)
No entanto, no Policlínico Comunitário Área Sur de Sancti Spíritus no período de
janeiro de 2003 a junho de 2004, as formas de apresentação mais freqüentes foram
urina manchando a fralda, febre e curva de peso estacionária. De acordo com
Nelson, o sintoma mais frequente é a febre, que também foi o sintoma mais
frequentemente identificado na Colômbia, Chile e Barcelona (49, 50, 73, 74, 75).

Tabela V: Lactentes com infeção do trato urinário. Distribuição de acordo com as
alterações nos exames complementares. Hospital Geral de Ensino "Comandante
Pinares". San Cristóbal. 2017- 2019.

Alteração identificada	Não.	%
Anemia	34	26.8
Leucocitose	52	40.9
Eritrosedimentação acelerada	28	22.0
Leucocitúria	44	34.6
Alterações ultra-sonográficas	17	13.4
Fonte: Registos médicos.		

A tabela V descreve as principais alterações identificadas nos exames complementares
efectuados aos doentes estudados. Foram analisadas as contagens de leucócitos e
observou-se um predomínio de doentes com leucocitose: 52 (40.9%). Isto deve-se ao
facto de a resposta inflamatória ser activada pelo contacto físico-químico entre a
superfície do germe invasor e as células da parede da bexiga e levar à libertação de
mediadores quimiotácticos que também podem ser libertados pelas bactérias e produzir
o influxo de células polimorfonucleares que irão causar a resposta inflamatória local e os
sintomas. Não se trata de um estudo que defina infeção do trato urinário, mas pode-se
afirmar que essa alteração, aliada a um quadro clínico sugestivo e às variações nos
exames complementares, auxiliam ainda mais o diagnóstico de infeção do trato urinário,
o que está de acordo com a literatura revisada (57, 61).
Do total de doentes da série, 34 (26.8%) apresentavam anemia, o que pode ser
explicado, em primeiro lugar, pela anemia fisiológica que existe nas crianças com menos
de 1 ano de idade, o que pode ser explicado pelo facto de muitos dos microrganismos
causadores de infeção do trato urinário, como a Escherichia coli e o Proteus, serem
produtores de hemolisinas; além disso, a produção de aerobactinas por estas bactérias

permite-lhes captar o ferro necessário ao seu metabolismo e multiplicação, o que reduz o ferro disponível para a produção de hemoglobina. Estes resultados coincidem com os de outros autores (57, 61).A velocidade de sedimentação dos eritrócitos foi acelerada em 28 (22,0%) dos casos estudados. Este facto corresponde aos achados de outros autores, que referem que existe uma aceleração da sedimentação eritrocitária na presença de pielonefrite e, consequentemente, existe uma maior probabilidade de aparecimento de ITU sob esta forma quanto menor for a idade da pessoa afetada. Embora não ofereça um diagnóstico definitivo da doença, tem uma elevada percentagem de positividade, pelo que é um meio de confirmação quando existe suspeita clínica da doença e não deve ser negligenciado em nenhuma das pessoas afectadas. Neste estudo, 44 (34,6%) dos doentes estudados apresentavam leucocitúria. A intensidade da contagem de leucócitos na urina não é tão importante como a presença de números significativos, o que é de grande valor para estabelecer um grau razoável de suspeita imediata de infeção do trato urinário. Estes dados são consistentes com os da literatura internacional (57, 61).Ao rever as ecografias abdominais e renais realizadas nestes doentes, foi possível identificar alterações anatómicas em 17 deles, representando 13,4% da amostra em estudo, que foram a proeminência das pirâmides e a dilatação do sistema excretor, principalmente do rim direito. Na investigação realizada no Hospital Infantil Sur de Santiago de Cuba, de janeiro a dezembro de 2010, observou-se que a maioria dos pacientes apresentava anemia, com menor afetação deste parâmetro à medida que a idade aumentava. Relativamente aos valores de leucócitos no sangue, 37 doentes apresentavam leucocitose, o que representava 57,8 % do total, enquanto 27 doentes apresentavam valores normais, o que representava 42,2 %. Ao correlacionar os valores da velocidade de sedimentação de eritrócitos, verificou-se que dos doentes que realizaram este exame complementar, apenas 9 tinham resultados normais. A contagem de leucócitos na urina estava alterada em todos os 64 doentes, com intensidade variável: leucocitúria ligeira em 51 casos (79,6 %), moderada em 8 casos (12,5 %) e grave em 5 casos (7,9 %). (61) No Hospital de Ensino Pediátrico "Pedro Agustín Pérez", em Guantánamo, foi realizado um estudo de janeiro-dezembro de 2013, onde se verificou que a citúria era patológica em 283 crianças, 73,6 % do total; nos reactores de fase aguda, a leucocitose estava presente em 203 doentes, 52,9 %, e a sedimentação acelerada de eritrócitos em 124 doentes, 32,3 %. Cerca de metade dos doentes estudados eram anémicos, 158 (41,1 %). A ecografia renal realizada na fase aguda da doença foi positiva em 125 dos 384 doentes, o que representa 32,5 % (57).

CONCLUSÕES

O comportamento da sensibilidade antimicrobiana e da resistência aos fármacos de primeira escolha foi determinado em lactentes no Departamento de Pediatria do Hospital Geral "Comandante Pinares", onde se observou uma relação de 3:2 entre o sexo feminino e o masculino nas infecções do trato urinário, exceto no grupo etário de 1 a 3 meses, onde predominou o sexo masculino, tendo este grupo etário também uma maior incidência. A Escherichia coli foi reconhecida como a causa mais frequente de infeção do trato urinário, predominando em ambos os sexos, seguida de Enterobacter spp. e Proteus spp. As cefalosporinas de 3ª geração apresentaram níveis elevados de resistência, enquanto a Amicacina apresentou um nível baixo, tendo a Nitrofurantoína apresentado a sensibilidade mais elevada. As formas clínicas de apresentação mais frequentes foram a forma distrófica, seguida das formas febril e típica. Foi observada uma predominância de doentes com leucocitose e leucocitúria.

RECOMENDAÇÕES

A terapêutica antimicrobiana deve ser cuidadosamente avaliada antes de ser iniciada, tendo em conta a relação risco-benefício em cada caso, de forma a evitar ou reduzir a resistência bacteriana. Devem existir protocolos bem estabelecidos em cada unidade, baseados no mapa microbiológico bem documentado, para a utilização correcta dos antimicrobianos, o que contribuirá para a redução e controlo da resistência bacteriana.

REFERÊNCIAS BIBLIOGRÁFICAS

1- Daggers Medel I., Monzote López A., Torres Amaro G., Hernández Robledo E. Etiologia bacteriana da infeção do trato urinário em crianças. Rev Cubana Med Gen Integr [Internet]. 2012 Dec [cited 2017 Feb 03] 28(4): 620-629. Disponível em: http://scielo.sld.cu/scielo.php?script=sci_arttext&pid=S0864-21252012000400006&lng=es.

2- González-Rodríguez JD, Rodríguez-Fernández LM. Infeção do trato urinário na infância. Protoc diagn ter pediatr. 2014; 1:91-108.

3- Cruz JR De la. Infeção renal e do trato urinário. In: Gordillo PG, Exeni AR, De la Cruz JR. Nefrología Pediátrica.2ed.Madrid: Elsevier; 2010.p. 329-56.

4-Khan AU, Musharraf

A: Resistência múltipla a antibióticos mediada por plasmídeos em Proteus mirabilis isolado de pacientes com infeção do trato urinário. Med Sci Monit. 2014 Nov; 10(11): 598-602.

5- Valdevenito PS. Infeção recorrente do trato urinário em mulheres. Rev CM Infect 2008; 25 (4): 268-276.

6-Bello-Fernandez ZL, Cozme-Rojas Y, Morales-Parada IC, Pacheco-Pérez Y, Rua-Del-Toro M. Antimicrobial resistance in pediatric patients with urinary tract infection. Revista Eletrónica Dr. Zoilo E. Marinello Vidaurreta [revista na Internet]. 2018 [citado 2019 abr 11]; 43(2): [aprox. 0 p.]. Disponível em: http://revzoilomarinello.sld.cu/index.php/zmv/article/view/1271

7-Alós JI. Resistência A resistência bacteriana aos antibióticos: uma crise global. Enferm Infecc Microbiol Clín [Internet]. dec. 2015 [citado 24 jan 2016]; 33(10):692-699. Disponível em: http://www.sciencedirect.com/science/article/pii/S0213005X14003413

8-Espino Hernández M. Resistência antimicrobiana: um problema global. Panorama. Cuba y Salud [Internet]. 2014 [citado 2019 abr 11]; 6(1): [aprox. 1 p.]. Disponível em: http://www.revpanorama.sld.cu/index.php/panorama/article/view/70

9-Rodríguez Rondón Y,Pantoja Prosper C, Beatón Matamoros O, Zúñiga Moro A, Rodríguez Sánchez VZ. Prescrição de antimicrobianos e sua relação com a resistência bacteriana em um hospital geral municipal. MEDISAN [revista na Internet]. 2017 [citado 2019 Abr 11]; 21(5): [aprox. 0 p.]. Disponível em: http://medisan.sld.cu/index.php/san/article/view/1198

10- Goodman e Gilman. Bases Farmacológicas da Terapêutica. In: Mandell GL, Petri WA, eds. Antimicrobial Drugs: Penicillins, Cephalosporins and other ☐-lactam antibiotics. 12ed. Madrid: McGraw Hill Interamericana; 2014.

11-Pino Muñoz M, Ojeda Pino B, Martínez Martínez M, Brougthon Ferriol J, González Ramírez G, Pina Rodríguez A. Comportamento da resistência antimicrobiana num serviço de neonatologia fechado. MediCiego [Internet]. 2018 [citado 2019 Abr 11]; 19(1): [aprox. 0 p.]. Disponível em: http://www.revmediciego.sld.cu/index.php/mediciego/article/view/200ç

12-Cruz Cruz EM. Antibióticos vs. resistência bacteriana. Revista Eletrónica Dr. Zoilo E. Marinello Vidaurreta [revista na Internet]. 2015 [citado 2019 abr 11]; 40(2): [aprox. 0 p.]. Disponível em: http://revzoilomarinello.sld.cu/index.php/zmv/article/view/95

13-Resistência aos medicamentos. Utilização de antimicrobianos [Internet]. Geneva: OMS; 2016 [citado 29 abr 2016]. Disponível em: http://www.who.int/drugresistance/use/es/

14-Serra Valdés MÁ. Resistência microbiana. Um problema de saúde global. Revista Habanera de Ciencias Médicas [revista na Internet]. 2017 [citado]; 16(3): [310-311]. Disponível em: http://www.revhabanera.sld.cu/index.php/rhab/article/view/

15-https://boletinaldia.sld .cu/aldia/2017/02/28/publica-la-oms-lista-de-las-bacterias-para-las-que-se-necesitan- urgentemente-nuevos-antibioticos/

16-Rodrigo Gonzalo de Liria C, Méndez Hernández M, Azuara Robles M. Infeção do trato urinário. In: Protocolos diagnóstico-terapêuticos da AEP: Infetologia pediátrica. [Monografia na Internet]. Barcelona: Editorial ERGON; 2011[citado 6/2/2015]. Disponível em: https://www.aeped.es/sites/default/files/documentos/itu.pdf

17-Elías-Montes Y, Tamayo-Cordoví A, Ceballos-Yañez Y, Camejo-Serrano Y, Oduardo-Villa M. Factores de risco de infeção do trato urinário em lactentes. Hospital Pediátrico Geral de Milanés. 2016. MULTIMED [revista na Internet]. 2019 [citado 2019 Abr 9]; 23(2): [ca.13p.].Disponível em: http://www.revmultimed.sld.cu/index.php/mtm/article/view/1160

18-Mathijssen, A. J., Guzmán-Lastra, F., Kaiser, A., & Löwen, H. (2018). Transporte de nutrientes impulsionado por tapetes ativos microbianos. Physical Review Letters, 121(24), 248101.https://boletinaldia.sld.cu/aldia/2018/12/26/fisicos-descubren-mecanismo-que- use-bacteria-to-become-resistant/

19https://boletinaldia.sld.cu/aldia/2017/03/30/investigan-la-aplicacion-de-bacteriofagos-as-alternativa-a-los- antibioticos/

20https://boletinaldia.sld.cu/aldia/2018/02/22/antibiotic-resistance-will-be-the-firstcause-of-death-in-2050/

21-Marrero Escalona JL, Leyva Toppes M, Castellanos Heredia JE. Infeção do trato urinário e resistência antimicrobiana na comunidade. Rev Cubana Med Gen Integr. 2015 vol.31 (1)

22-https://boletinaldia.sld.cu/aldia/2016/03/24/antibiotic-resistance-is-common-in-children's-urinary-infections/

23-Ocen DG, CorredorJM. Infeção do trato urinário em pacientes pediátricos no Hospital Bosa II nível 2014. Universidade de ciências aplicadas e do ambiente. Faculdade de Ciências da Saúde/Programa de Medicina. Bogotá D.C. novembro. 2015

24-Pinzón-Fernández MV, Zúñiga-Cerón LF, Saavedra-Torres JS. Infeção do trato urinário em crianças, uma das doenças infecciosas mais prevalentes. Rev Fac Med 2018; 66(3):393-8.

25-Valdés Martin S.Infeção do trato urinário. In: Valdés Martin S, Gómez Vasallo A; Abreu Suarez G, Dávila A; Álvarez Arias CZ. Temas de Pediatría. 1 ed. Cidade de Havana: Ciencias Médicas 2016; p: 281-4.

26- Rubinstein A, Rahman G, Risso P. Fusão dos pequenos lábios vulvares. Experiência em um hospital pediátrico. Arch Argent Pediatr 2018; 116(1):65-68.

27-Díaz M; Younen AA; Martínez H.Evaluation of the febrile newborn and prediction of urinary tract infection Rev Cubana Pediatr 1998; 70(4):170-75.

28-Gancedo García MC, Hernández Ganzedo MC. Infeção aguda e recorrente do trato urinário. Pediatr Integral 2005; IX (5): 317-324.

29- Gauthier M, Chevalier I, Sterescu A, Bergeron S, Brunet S, Taddeo D. Tratamento de infecções do trato urinário em crianças pequenas com antibioticoterapia intravenosa diária num centro de tratamento diurno. Pediatria 2014; 114: 469-76.

30- Hoberman A, Charron M, Hickey R, Baskin M, Kearney D, Wald E. Estudos de imagem após uma primeira infeção febril do trato urinário em crianças pequenas. N Engl J Med 2013; 348: 195-202.

31-Montini G, Rigon L, Zucchetta P, et al. Prophylaxis after first febrile urinary tract infection in children? Um ensaio multicêntrico, aleatório e controlado de não inferioridade. Pediatrics. 2015; 122(5):1064- 71.

32-Carbonell Noblet A, Rojas Turro Y. Estudo do uso de medicamentos antimicrobianos, prescrição-indicação. Rev. inf. cient. [Internet]. 2016 [citado 2019

Abr 11]; 95(3): [aprox. 9 p.]. Disponível em:

http://www.revinfcientifica.sld.cu/index.php/ric/article/view/127

33-Fariña N. Infeção bacteriana resistente: um problema de saúde pública global com uma solução difícil. Mem. Inst. Inves. Sci. Salt [Internet]. 2016 Abr Acedido: 2017 Mar 17; 14(1): 04-05. Disponível em:

http://scielo.iics.una.py/scielo.php?script=sci_arttext&pid=S1812-95282016000100001&lng=en

34- Organização Mundial de Saúde. Análise da situação mundial por país: resposta à resistência antimicrobiana. Organização Mundial de Saúde. Genebra. [Internet]. abril de 2015 Acedido: 2017 Mar 20; Disponível em: http://www.who.int/drugresistance/e

35-Chavolla-Canal AJ,González-Mercado MG. Factores de risco associados à infeção do trato urinário causada por superbactérias. Rev Mex Urol. 2018; 78(6):425-33.

36-Ossa-Giraldo AC. Fatores de risco para infeção por Pseudomonas aeruginosa multirresistente em um hospital de alta complexidade. Rev Chil Infectol 2014; 31(4):393-399.

37- Marston HD, Dixon DM, Knisely JM, Palmore TN, Fauci AS. Antimicrobial resistance (Resistência antimicrobiana). Jama. [Internet]. 2016. Acedido em: 2017 Mar 20; 316(11): 1193-1204. Disponível em:

http://www.jama.jamanetwork.com/article.aspx?articleid

38- OMS. A OMS publica a lista de bactérias para as quais existe uma necessidade emergente de novos antibióticos. [Internet]. 2017 Acedido: 17 de março de 2017; Disponível em: http://www.who.int/mediacentre/news/releases/2017/bacteria-antibiotics-needed/es/

39-OMS: O que é a resistência antimicrobiana? [Internet]. 2017. Acedido em: 2017 Mar 18; Disponível em: Revista Habanera de Ciencias Médicas ISSN 1729-519X Página 416 http://www.who.int/features/qa/75/es/

40-Calderón Rojas G ,Aguilar Ulate L. Antimicrobial resistance: more resistant microorganisms and antibiotics with less activity. Rev Méd de Costa Rica y Centroa [Internet]. 2016. Acedido em: 2017 Mar 19; 73(621):757-763. Disponível em:

http://www.medigraphic.com/pdfs/revmedcoscen/rmc-2016/rmc164c.pdf

41- Becerra G,Plascencia A, Luévanos A, Domínguez M, Hernández I. Mecanismo de resistência antimicrobiana em bactérias. ENF INF MICROBIOL [Internet]. 2009. Acedido: 2017 Mar 19; 29 (2): 70-76. Disponível em:

http://www.medigraphic.com/pdfs/micro/ei- 2009/ei092e.pdf.

42-Serra Valdés MA. A resistência microbiana no contexto atual e a importância do conhecimento e aplicação na política antimicrobiana. Habanera Journal of Medical Sciences. 2017; 16(3): 17.

43-Rodríguez-Noriega E, León-Garnica G, Petersen-Morfín S, Pérez-Gómez H, González-Díaz E, Morfín-Otero R. The evolution of bacterial resistance in Mexico, 1973-2013. Biomédica: Revista Del Instituto Nacional De Salud [revista na internet]. 2014 Apr [cited 2015 Feb 4]; 34(S1): 181-190. Disponível em: Medic Latina.

44-Serra Valdés MA. Política antimicrobiana. Uma necessidade premente face à crescente resistência microbiana atual. Rev haban cienc méd [Internet]. 2017 [Acedido:]; 16(4): 564-578. Disponível em:
http://www.revhabanera.sld.cu/index.php/rhab/article/view/2072

45-Alvarez Almanza D. Identificação de beta-lactamases de espetro estendido em enterobactérias. Revista Habanera de Ciencias Médicas [revista na Internet].2018 [Citado 2019 Abr 11]; 9(4): [aprox.0p.].Disponível em:
http://www.revhabanera.sld.cu/index.php/rhab/article/view/1716

46-Hernández Martínez EM, Marín Conde Y, Carrazana García D, Vales Almodóva M, Ramos Villanueva Y. Consumo e resistência aos antibacterianos num hospital de segundo nível. Medicentro Eletrónica [Internet]. 2016 Dec; 20(4): 268-277. [Acedido: 2017 Jun 22]. Available at:
http://scielo.sld.cu/scielo.php?script=sci_arttext&pid=S1029-30432016000400004&lng=es

47-Ruvinsky S, Monaco A, Pérez G, Taicz M, Inda L, Epelbaum C, et al. Eficácia de um programa para melhorar o uso de antibióticos em crianças internadas em um hospital pediátrico de cuidados terciários na Argentina.Arch. argent. pediatr. [Internet]. 2014 Apr; 112(2): 124-131.[Accessed:2017Jun22].Available en:
http://www.scielo.org.ar/scielo.php?script=sci_arttext&pid=S0325-00752014000200004&lng=es

48-Fernandez-Ruiz D , Quiros-Enríquez M, Cuevas-Pérez O, Rodríguez-Herrera E, Padilla-Labrado M. Curso avançado de seleção e administração de antimicrobianos nas infecções do trato respiratório e urinário. Medisur [revista na Internet]. 2015 [citado 2019 abr 11]; 13.(2):[aprox.6p.]. Disponível em:
http://www.medisur.sld.cu/index.php/medisur/article/view/2913

49-Malo Rodríguez G , Echeverry J, Iragorri S, Gastelbondo R. Directrizes para a prática clínica. Infeção do trato urinário em crianças com menos de 2 anos de idade. Rev Col Ped [Internet]. 2010 [cited5Nov2016]; 36(3):9- 13.Disponível em: https://encolombia.com/medicina/revistas-medicas/pediatria/vp- 363/pedi36301-sociedadguia/

50- Espinosa RL. Infeção do trato urinário. In: Garcías Nieto V, Santos F. Nefrología Pediátrica.2ed. Espanha: Aula Méd; 2012.p.205-16.

51-Córdoba L, Machado O, Valdés F, Dueñas E, Amador M, Duyos H, et al. Normas de Pediatría. 4ed. Havana: Editorial Ciencias Médicas; 2013.p.431-37

52- Díaz Álvarez M, Cárdenas González L. Meningite asséptica concomitante com infeção do trato urinário em recém-nascidos. Rev Cubana Ped [Internet]. 2011 [citado 22 dez 2016]; 83(1):130-141. ISSN 1028-9933 212 Disponível em: http://scieloprueba.sld.cu/pdf/ped/v83n2/ped02211.pdf

53-Hay AD, Birnie K , Busby J, Delaney B, Downing H, Dudley J, et al. The Diagnosis of Urinary Tract infection in Young children (DUTY): um estudo observacional prospetivo de diagnóstico para derivar e validar um algoritmo clínico para o diagnóstico de infeção do trato urinário em crianças que se apresentam aos cuidados primários com uma doença aguda. Health Technol Assess. 2016; 20(51):1-294. Disponível em: http://scielo.sld.cu/pdf/ped/v90n2/ped06218.pdf

54-Encalada F . Á L u q u e M. V. M. M., Jaramillo M. E. C., & Chica H. A. P. Complicações renais em pacientes pediátricos pré-escolares com história de infeção do trato urinário. RECIMUNDO: Revista Científica de Pesquisa e Conhecimento. 2018; 2(2): 394-405

55-Molin C, Del Valle E, González L, Figueredo L. Infecções do trato urinário em crianças com bexiga neurogénica e padrões de resistência aos uropatógenos mais frequentes. Mem. Inst. Investig. Sci. Health. 2018; 16(3): 44-50

56-Lombardo-Aburto E . Paediatric approach to urinary tract infections. Ata Pediatr Mex. 2018; 39(1):85-90.

57-Delgado Velázquez R, Benítez Fuentes M, Hernández Cardosa M. Urinary tract infection in infants. Rev. inf. cient. [Internet]. 2017 [citado 2019 abr 11]; 96(2): [aprox. 7 p.]. Disponível em: http://www.revinfcientifica.sld.cu/index.php/ric/article/view/13.

58- Torres Fuentes Generoso, Brito Herrera Belkis, Barbier Rubiera Amarilys. Comportamento da infeção do trato urinário e suscetibilidade antimicrobiana das bactérias mais frequentes. Rev Cubana Med Gen Integr [Internet]. 2014 Dez [citado

2019 Abr 01]; 30(4): 416-425. Disponível em:http://scielo.sld.cu/scielo.php?script=sci_arttext&pid=S0864-21252014000400003&lng=es.

59-Cabrera NE, Cleger FM, Martínez HM, Gulgar WV, Otamendi FC, Velázquez LX, et al. Uso de Antimicrobianos en infección del trato urinario [Tese]. Guantánamo: Hospital Pediátrico Docente "Pedro Agustín Pérez"; 2007.

60-Díaz Rigau Leonor,Cabrera Rodríguez Luis Enrique, Fernández Núñez Tania, González Febles Ortelio, Carrasco Guzmán Miguel, Bravo Laura. Etiologia bacteriana da infeção do trato urinário e suscetibilidade antimicrobiana em estirpes de Escherichia coli. Rev Cubana Pediatr [Internet]. 2006 Sep [cited 2017 Feb 03]; 78(3):Available en: http://scielo.sld.cu/scielo.php?script=sci_arttext&pid=S0034-75312006000300005&lng=es

61- Collado Garcia Oscar, Barreto Rodríguez Herlinda, Rodríguez Torrens Herlinda, Barreto Argilagos Guillermo, Abreu Guirado Orlando. Espécies bacterianas associadas a infecções do trato urinário. AMC [Internet]. 2017 Ago [citado 2019 Abr 01]; 21(4): 479-486. Available At: http://scielo.sld.cu/scielo.php?script=sci_arttext&pid=S1025-02552017000400006&lng=es

62-Chavez IslandMargarita Isabel, Rodríguez Hechavarría Félix, Chávez Solís Leonardo F. Diagnóstico laboratorial em pacientes internados por infeção do trato urinário em um hospital pediátrico. MEDISAN [Internet]. 2012 Jan [citado 2017 Fev 10]; 16(1): 56-61. Disponível em: http://scielo.sld.cu/scielo.php?script=sci_arttext&pid=S1029-30192012000100008&lng=pt.

63-Díaz L, Cabrera L, Fernández T, González O, Carrasco M, Bravo L. Bacterial etiology of urinary tract infection and antimicrobial susceptibility in Escherichia coli strains. Rev Cubana Pediatr. 2006 [acedido em 11 de janeiro de 2013]; 78 (3):42-45. Disponível em: http://scielo.sld.cu/scielo.php?script=sci_serial&

64-Alvarado Sosa J,Mejía Villatoro C. Bacterial Resistance in Urinary Tract Infections of Urinary Tract Origin. Comunidade. [Online] 2016 [Acedido em 2018 março 21]; 20 (1): p.24. Disponível em:http://asomigua.org/wp-content/uploads/2016/08/articulo-3.pdf

65-Guerra Lloacana DD. Resistência bacteriana às fluoroquinolonas em pacientes ambulatoriais com infecções do trato urinário atendidos no Hospital Enrique Garcés no período de janeiro a agosto de 2017. Trabalho de tese prévio à obtenção do grau de Licenciado en Laboratorio Clínico e Histotecnológico. Carreira de Laboratório Clínico e Histotecnológico. Quito: UCE. 2018. 67 p.

66-https://seq.es/seq/02 14-3429/29/3/moya19apr2016.pdf

67-Castrillón Spitia JD, Machado-Alba JE, Gómez Idarraga S, Gómez Gutiérrez M, Remolina León N, Ríos Gallego JJ. Etiologia e perfil de resistência antimicrobiana em pacientes com infeção do trato urinário. Infect [Internet]. 2019 Jan [citado 2019 Abr 09]; 23(1): 45-51. Disponível em: http://www.scielo.org.co/scielo.php?script=sci_arttext&pid=S0123-93922019000100045&lng=en. http://dx.doi.org/10.22354/in.v23i1.755.

68-López C, Reyes G,

Gallegos B, Reyes D, Reyes K. Bacteriologia urinária em crianças com deficiência. Enf.Inf.Microbiol. 2014; 34 (1):26-30.)

69- Suarez Trueba B, Milián Samper Y, Espinosa Rivera F, Hart Casares M, Llanes Rodríguez N, Martínez Batista ML. Suscetibilidade aos antimicrobianos e mecanismos de resistência de Escherichia coli isolada de culturas de urina num hospital terciário. Rev cubana med [Internet]. 2014 Mar [citado 2019 Abr 01]; 53(1): 3-13. Disponível em: http://scielo.sld.cu/scielo.php?script=sci_arttext&pid=S0034-75232014000100002&lng=en.

70-Beltrán A, Cortez A, López C. Avaliação da resistência aos antibióticos de Escherichia coli em infecções do trato urinário adquiridas na comunidade no sector de saúde de Barbastro. Rev Esp Quimioter. 2015

71-Orrego-Marín CP,Henao-Mejía CP, Cardona-Arias JA. Prevalência de infeção do trato urinário, uropatógenos e perfil de suscetibilidade antimicrobiana. Ata Médica Colombiana. 2014; 39(4):353.

72-Valverde RA, Idrogo JJ, Significance FR, Alva R. Infeção do trato urinário superior adquirida na comunidade com E. coli resistente à ciprofloxacina: características associadas em pacientes de um hospital nacional no Peru. An Fac med. 2015; 76(4):385-91

73-Nelson Waldo E. Infeção do trato urinário. In: Behrman R, Kliegman R, Arvin Ann M. Tratado de Pediatria. 19ed. v.II. Havana: Editorial Ciencias Médicas; 2011.p.2005-11.

74-Moriyón JC, Petit N,Coronel V, Ariza M, Arias A, Orta N. Infeção do trato urinário em pediatria: definição, epidemiologia, patogénese, diagnóstico. Arch Ven Puer Ped [Internet].2011 [citado 3 Mar2016]; 74(1): [aprox. 13 p.]. Disponível em:

http://www.scielo.org.ve/scielo.php?script=sci_arttext&pid=S0004-
06492011000100006

75- Cavagnaro F. Infeção do trato urinário em pediatria: controvérsias. Rev Chilena
Infectol [Internet]. 2012 [citado 22 dez 2016]; 29(4): 427- 433 [cited10 Nov2016].
Disponível em: http://www.scielo.cl/pdf/rci/v29n4/art10.pdf

ANEXOS

Anexo 1. Consentimento informado. Departamento de Pediatria

Hospital Geral de Ensino "Comandante Pinares".

Consentimento dos pais, familiares ou tutores da criança para participar na investigação: Resistência antimicrobiana a fármacos de eleição em lactentes com infeções do trato urinário. Hospital "Comandante Pinares", 2017-2019.

Li e compreendi as informações que me foram fornecidas sobre o estudo. Pude fazer todas as perguntas que me diziam respeito sobre a investigação, obtendo respostas satisfatórias. Recebi informações suficientes sobre o trabalho, compreendendo que a minha participação é voluntária e que posso retirar-me do mesmo quando quiser, sem ter de dar explicações e sem que isso tenha repercussões nos cuidados médicos do meu filho.

Fui informado(a) de que o investigador garantirá que este estudo seja realizado em conformidade com as disposições em vigor em matéria de investigação, que garantem a máxima proteção do paciente.

Tendo em conta o que precede, dou o meu consentimento para ser incluído no estudo sobre as crianças.

Assinatura do doente ou do familiar autorizado:

Nome e assinatura do médico:

Anexo 2

Comportamento da sensibilidade e resistência antimicrobiana a fármacos de primeira escolha em lactentes no Serviço de Pediatria do Hospital Geral "Comandante Pinares".

Questionário:

1.Nome e apelido:

2.Idade:

1 - 3 meses

4- 6 meses

7- 9 meses

10- 12 meses

3.Sexo:

Masculino Feminino

4.Forma clínica de apresentação:

Típico

Assintomático

Febril

Distrófico

Emetising

Diarreia

Anémico

Icterícia

Pseudomeníngeo

Tóxico-infecioso

5.Exames complementares:

Hb:NormalDiminuída

Leucograma: Normal Elevado

Sedimentação de eritrócitos: Normal Acelerada

Citúria: Positivo Negativo

Ultrassom renal: Normal Alterado

Alteração:

6. Culturas de urina positivas:Sim:Não

Germe isolado:

7. Antibiograma:

Antibiótico

Sensível

Resistente

Ceftriaxona

Cefotaxima

Amicacina

Nitrofurantoína

Cotrimoxazol

Ciprofloxacina

Ácido nalidíxico

Cefalexina

Amoxicilina